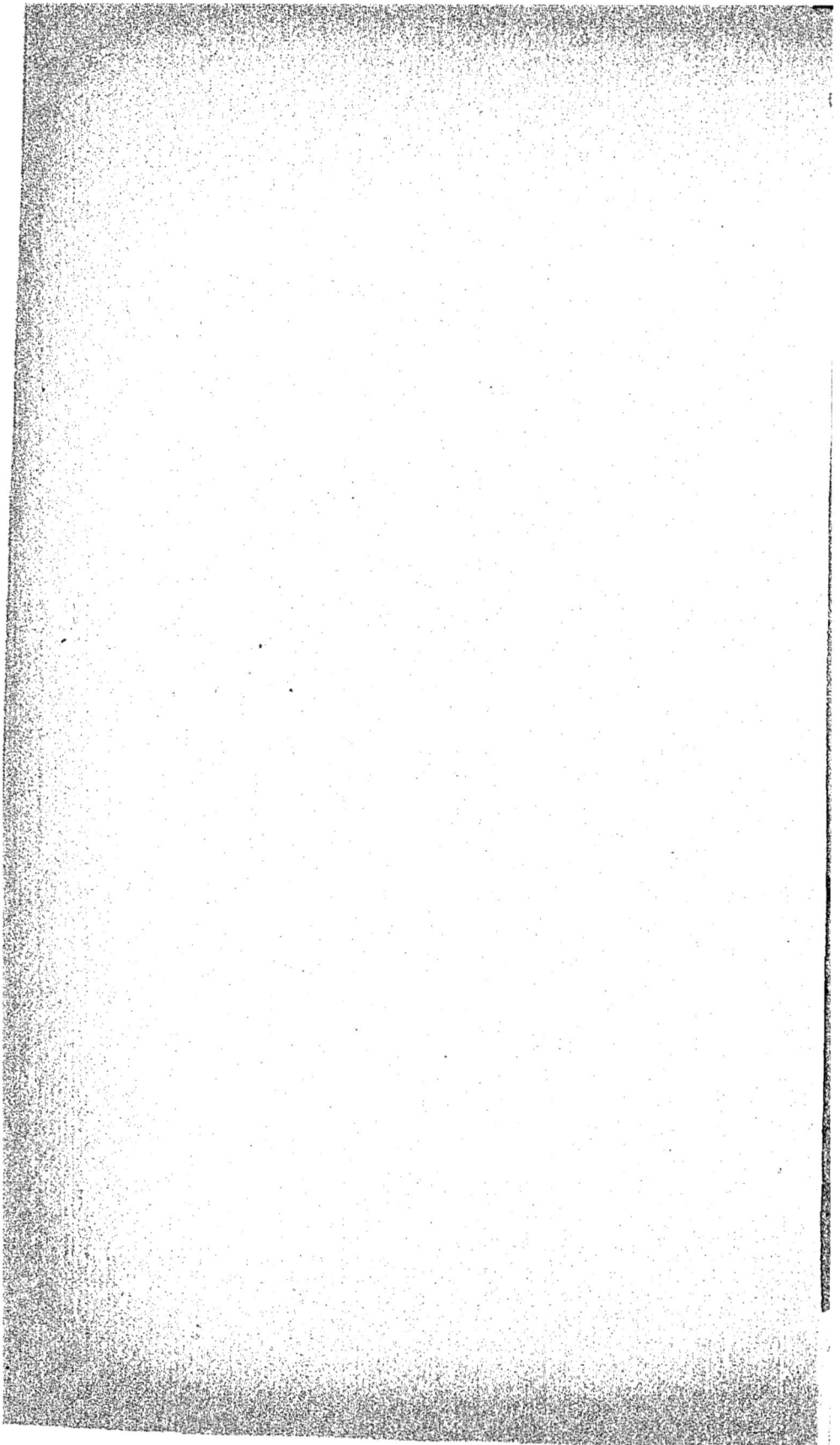

SOCIÉTÉ MÉDICALE DES ASILES D'ALIÉNÉS DE LA SEINE

Hôtel des Sociétés savantes, 28, rue Serpente et 8, rue Danton

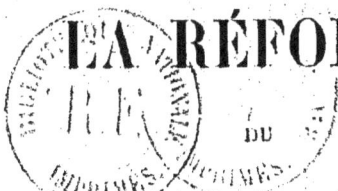

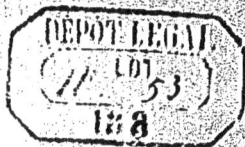

LA RÉFORME

DU

RÉGIME ALIMENTAIRE DES ALIÉNÉS

Le 27 janvier 1913, le Préfet de la Seine adressait aux Directeurs, Médecins en chef et Économes des Asiles de la Seine la circulaire suivante :

Monsieur le Directeur de l'Asile de ...

J'ai l'honneur de vous faire connaître que M. Gillet, Contrôleur des services économiques des Asiles, a été chargé de procéder à une enquête sur les 3 points suivants :

1° Réforme du régime alimentaire des malades et du personnel en vue d'une réduction des dépenses; 2° examen des conditions dans lesquelles il serait possible de limiter l'allocation des régimes en remplacement ou en supplément à titre de prescriptions médicales tant aux malades qu'aux agents du personnel. 3° Recherche des mesures à prendre en vue d'éviter que les agents nourris ne reçoivent en aucun cas des rations supérieures aux allocations réglementaires.

Je vous prie de vouloir bien donner des instructions aux agents placés sous vos ordres pour que les renseignements demandés par M. Gillet lui soient fournis avec diligence.

Je vous demanderai d'autre part de vouloir bien provoquer et me transmettre directement l'avis de MM. les Médecins de votre Asile en ce qui concerne les deux premiers points. Vous voudrez bien y joindre vos observations personnelles ainsi que celles de M. l'Économe sur chacune des 3 questions.

La Société Médicale des Asiles de la Seine a pensé qu'il
y avait lieu de fournir à l'Administration centrale autre
chose que des renseignements isolés et hâtifs; elle mit
donc la question de la réforme du régime alimentaire
des aliénés à l'ordre du jour de ses séances, et après
délibération décida de répondre ce qui suit.

MONSIEUR LE PRÉFET,

Votre lettre du 27 janvier 1913, posait un certain nombre
de questions concernant les réformes qu'il serait possible
d'apporter, dans un but d'économie, à l'alimentation des
malades aliénés ; la Société médicale des asiles d'aliénés de
la Seine, a décidé, au cours de sa séance de février, d'étu-
dier le problème complexe de l'alimentation, et de soumettre à votre appréciation le résultat de cette étude en
commun.

Après avoir pris connaissance des renseignements que
vous avez bien voulu nous communiquer sur place, nous
avons l'honneur de vous présenter nos observations,
concernant les modifications proposées, soit pour le
régime ordinaire, soit au sujet des prescriptions médicales.

1° Le régime commun actuellement en usage peut-il être
remplacé par un régime plus restreint, d'où la viande
serait totalement exclue au repas du soir ?

Ce régime, qui est à peu de chose près celui qui convient
dans un hospice, peut-il être uniformément appliqué à tous
nos malades ?

Administrativement, les bases essentielles du régime
alimentaire, dans les asiles d'aliénés, ont été posées dans
le règlement de 1857. L'article 134 prévoit la délivrance,
après préparation, d'une ration de viande de 150 grammes
au minimum, par chacun des 5 jours gras pour chaque
pensionnaire du régime commun (soit, avant préparation,
hommes, 300 grammes ; femmes, 250 grammes). La quantité de pain doit varier de 670 à 750 grammes par jour. On
voit que les allocations actuellement en usage dans les
asiles de la Seine, ne sont pas sensiblement différentes de
ces prévisions.

Quant au mode de répartition, et en particulier quant à
l'opportunité de donner la ration de viande à un seul

repas, voici ce que disait, dès 1874, le rapport des Inspecteurs généraux, Lunier, Constant et Duménil :

« Dans un certain nombre d'asiles, la quantité de viande
« attribuée par le réglement, est donnée aux aliénés en
« une seule fois chaque jour ; le réglement de 1857 a été
« suivi sous ce rapport trop à la lettre : ce n'est pas ainsi
« qu'il devrait être compris.

« Le réglement de 1857 attribue à chaque aliéné et pour
« chacun des 5 jours gras, aux hommes 300 grammes de
« viande avant préparation, et aux femmes 250 grammes ;
« ce qui, à raison de 253 jours gras (déduction faite pour
« les 7 semaines du carême d'un jour par semaine), donne
« pour l'année entière, aux hommes, 75 k. 900, et aux fem-
« mes, 63 k. 250, et par semaine, aux hommes, 1.455 gram-
« mes, et aux femmes, 1.213 grammes.

« C'est par semaine en effet, et non par jour que doit
« être fixé dans les réglements la quotité de viande attri-
« buée aux aliénés, parce que le nombre des jours gras
« n'est pas le même dans tous les asiles et qu'il n'est ni
« nécessaire ni même rationnel d'imposer aux directeurs
« de donner tous les jours la même quantité de viande. Il
« est préférable de fixer cette quotité par semaine, et de
« laisser aux chefs des établissements, le soin de la répar-
« tir suivant les coutumes locales et les besoins du mo-
« ment. C'est le meilleur moyen d'obtenir un peu de
« variété dans le régime, et notamment dans la prépara-
« tion des aliments gras. Nous reviendrons sur cette
« question dans un instant...

« ... Nous estimons que la quantité de viande, avant
« préparation, attribuée aux aliénés ne devrait jamais être
« moindre, dans la région du Midi que 1000 grammes par
« semaine pour les femmes, et 1200 grammes pour les
« hommes ; et dans la région du Nord, que 1200 grammes
« pour les femmes, et 1450 grammes pour les hommes, à
« moins que la viande ne soit remplacée, comme elle l'est
« dans quelques asiles, par une quantité équivalente de
« poisson de mer. Il y a donc encore un assez grand nom-
« bre d'asiles, surtout parmi les quartiers d'hospice et les
« asiles privés, qui ont beaucoup à faire sous ce rapport.

« Il semble résulter du tableau n° 6 du réglement de 1857
« qu'on ne devrait donner aux aliénés que de la viande de
« bœuf, et qui plus est, de la viande bouillie ; et c'est ma-
« heureusement ainsi qu'il a été interprété dans un certain

« nombre d'asiles. Aussi, depuis une quinzaine d'années,
« avons-nous fait tous nos efforts pour introduire à cet
« égard, dans les règlements qui nous ont été soumis et
« dans la pratique des asiles, des changements reconnus
« absolument nécessaires.

« En général, le bœuf ne doit entrer dans la consomma-
« tion totale de la viande attribuée aux malades du régime
« commun que pour les deux tiers. Le surplus doit consis-
« ter en mouton, veau, porc, etc., dans certains cas, en
« volaille et gros gibier suivant les régions et la saison ; la
« viande de porc notamment permet de varier beaucoup
« l'alimentation.

« La variété dans la nature et la préparation des aliments
« n'est guère moins importante en effet que la quantité.

« Bien souvent, dans nos tournées d'inspection, lorsque
« nous faisons observer qu'on ne donne pas assez de
« viande aux aliénés, on nous répond qu'ils en ont proba-
« blement trop, puisqu'ils en laissent ou en jettent une
« partie. Il est bien rare qu'il en soit ainsi quand la viande
« est de bonne qualité, bien cuite et bien assaisonnée. »

Il est aisé d'objecter que la manière de voir de nos devan-
ciers n'importe guère, s'il n'y a pas d'inconvénients pour
nos malades à ce que le régime existant soit modifié. Mais
la physiologie, en 1913, reste d'accord avec les observations
formulées par les inspecteurs généraux en 1874. Les allocations actuelles correspondent à peine à la ration d'entretien
d'un adulte se livrant à un exercice modéré. Plusieurs
d'entre nous ont eu l'idée de comparer le régime de nos
malades aux différents régimes types proposés par les
auteurs modernes des traités de physiologie, d'hygiène ou
de diététique : Pr. A. Gautier, de l'Institut, Pr. Landouzy,
de l'Institut, Marcel Labbé, Legendre et Martinet, etc. Tous
ceux qui ont effectué ces recherches, bien qu'ils n'aient
pas puisé leurs documents aux mêmes sources, ont abouti
à cette conclusion que le régime actuel des asiles de la
Seine est légèrement inférieur à la ration normale.

Le prix des denrées n'est pas, somme toute, le seul
élément qui doive intervenir dans l'établissement d'un
régime alimentaire : il faut encore tenir compte des besoins
de l'organisme auquel ce régime s'applique. Si donc, au
point de vue quantitatif, on peut admettre le régime proposé
pour les vieillards alités et inactifs, ce régime ne saurait
convenir aux délirants actifs, aux travailleurs, aux conva-

lescents, malades qui se nourrissaient de façon insuffisante avant leur entrée à l'asile. Nous attirons particulièrement l'attention sur l'inconvénient qu'il y aurait à soumettre à une alimentation restreinte les convalescents qui ont besoin de réparer leurs forces à la suite d'une maladie ordinairement épuisante et en vue de leur rentrée prochaine dans la société.

Nous n'envisageons pas ici les malades atteints de formes aiguës de l'aliénation mentale qui, en plus grand nombre qu'on ne le croit généralement, sont justiciables des régimes spéciaux.

D'autre part, il nous a semblé que dans les menus types du régime à l'étude, la triperie et la charcuterie reviennent d'une façon bien fréquente : ces aliments sont plus souvent que d'autres d'une qualité douteuse; ils sont difficiles à conserver et à bien préparer, et la valeur alimentaire de certains viscères souvent servis à nos malades est très faible. Nous demandons donc la suppression de la triperie, prétexte habituel à des réclamations et à des distributions supplémentaires d'aliments, et nous souhaitons que les repas de charcuterie se composent exclusivement de jambon ou de porc frais. Dans le même ordre d'idées, la salade, dont la valeur alimentaire est presque nulle ne peut être comptée pour un légume, ne fût-ce qu'une fois par semaine, dans un régime déjà très restreint.

En résumé, le régime ordinaire des aliénés ne nous parait pas pouvoir être uniformément réduit, et si le principe de la réduction des allocations peut être accepté pour certaines catégories de malades, comparables aux reposants des hospices, c'est à la condition expresse que les aliments de valeur discutable soient bannis de la composition des menus.

2° Qu'on établisse suivant les catégories d'hospitalisés classés d'après leurs besoins physiologiques, un ou deux régimes ordinaires, les médecins seront dans l'obligation de prescrire demain, comme ils ont prescrit jusqu'ici, des allocations alimentaires ne faisant pas partie du régime normal.

On ne peut plus en effet considérer que les aliénés sont toujours ou presque toujours des sujets physiquement bien portants. Un grand nombre d'entre eux, surtout parmi les aigus, — les curables — agités, intoxiqués, confus, mélancoliques sont, au sens communément admis du terme, des *malades* : il nous faut suralimenter les uns, désintoxiquer les autres, ce qui nous conduit à faire un choix sévère de certains aliments, tenir compte à l'égard d'une troisième catégorie du refus de nourriture; il y a encore les affections fébriles intercurrentes, et des cas particuliers que nous ne pouvons énumérer ici.

Actuellement, les prescriptions alimentaires des médecins sont présentées par les économats comme une source de dépenses supplémentaires importantes; aussi, pour arriver à diminuer les dépenses, la limitation très parcimonieuse des régimes spéciaux paraît-elle le complément indispensable de la réduction du régime ordinaire. Cependant, la grosse majorité des prescriptions médicales viennent *en remplacement* du régime normal, et, ni les quantités, ni la nature des aliments substitués n'expliquent cette augmentation des dépenses : il y a là une confusion au sujet de laquelle nous désirons présenter quelques observations.

Préjudiciellement, faisons remarquer que, comparés entre eux, et confrontés avec la pratique de la plupart d'entre nous, les chiffres cités par les économes comme répondant suivant les asiles et suivant les services aux dépenses supplémentaires d'aliments ont eu de quoi nous surprendre. Quelle est la part dans tout cela des aliments substitués et des aliments ajoutés? Les suppléments consentis aux travailleurs ne sont-ils pas parfois comptés parmi les prescriptions médicales sous prétexte que les médecins ont désiré que ces suppléments consistent en lait ou en dessert plutôt qu'en vin? Les économes ont-ils tous fourni (et pouvaient-ils fournir) des renseignements comparables? Nous ne le croyons pas : A propos de l'enquête actuelle, nous avons été frappés de la différence que présentent entre eux, suivant les établissements, les cahiers de prescriptions médicales; et nous sommes convaincus qu'il y aurait avantage à rendre uniforme, pour tous les services, le document qui sert de point de départ aux relevés et aux contrôles de l'économe. Notre choix se fixerait, le cas échéant, sur le modèle actuellement en usage à Vaucluse, et quelque peu modifié(1). Ce modèle prévoit, indépendam-

(1) Voir le modèle joint, page 11.

ment du régime ordinaire et de la diète, le régime spécial des gâteux, le 3/4 de régime et le 1/2 régime, se caractérisant par la suppression d'un ou deux repas de viande. Naturellement, des aliments substitués complètent les régimes partiels, et dans la mesure correspondant en dépense à ce qui a été enlevé : ce ne sont pas des suppléments ; ceux-ci, plus ou moins nombreux, sont relevés à la fin du cahier, dans un tableau particulier, et le départ est aisé à faire. Si dans tous les services, le même type de cahier était adopté demain, nous pourrions nous-mêmes comparer plus facilement nos prescriptions diététiques entre elles, et rechercher la cause des écarts importants ; les économes relèveraient ces prescriptions en partant de la même base. Mais l'uniformisation à laquelle nous proposons de soumettre notre cahier de visite devrait être poursuivie pour toutes les pièces qui servent, dans les services économiques, à l'établissement de la comptabilité alimentaire. Lorsque le triple jeu des prescriptions, des distributions et du contrôle aura fonctionné d'une manière identique et pendant un temps suffisant, alors seulement on pourra comparer utilement les services entre eux.

Cette discussion préjudicielle de laquelle il faut retenir l'utilité d'adopter un type de cahier uniforme, n'a d'ailleurs qu'une valeur secondaire : elle tend à démontrer que les tableaux de comparaison entre les différents services ne doivent être acceptés que sous bénéfice d'inventaire ; mais supposons résolu le problème particulier qu'elle soulève : supposons que tous les économes soient à même de faire le départ strictement exact des prescriptions médicales délivrées à titre de remplacement et des prescriptions délivrées à titre de supplément, il n'en est pas moins vrai que, dans l'état actuel des choses, toutes les dépenses résultant de nos prescriptions spéciales seront encore présentées comme étant des dépenses supplémentaires, et c'est ici, croyons-nous, qu'est le point essentiel du problème.

Il est possible en effet de réaliser des économies, (en apparence du moins, car un tel système allant à l'encontre des intérêts des malades prolongerait la durée de l'hospitalisation de beaucoup d'entre eux), en disant aux médecins : « Vous limiterez rigoureusement à tant pour cent vos prescriptions alimentaires qui nous entraînent à des dépenses excessives. » A cela, nous répondrons : « Il n'y a

pas plus de raison pour limiter nos prescriptions diététiques que pour limiter nos prescriptions médicamenteu-
ses; nous attachons aux unes et aux autres une impor-
tance égale; nous sommes loin de méconnaître, cependant, la légitimité de votre souci d'économies; aussi, à de
rares exceptions près, nous nous gardons bien de vous
demander deux rations au lieu d'une. Mais, dans un établissement destiné à hospitaliser, à nourrir et à soigner
des malades, pourquoi, lorsque vous prévoyez vos dépenses d'alimentation, ne tenez-vous pas compte de nos prescriptions, et vous laissez-vous surprendre par elles? »

Lorsqu'on demande aux administrateurs des asiles
d'expliquer les dépenses exagérées auxquelles a donné
lieu l'achat des aliments spéciaux destinés à l'exécution
des prescriptions médicales, la réponse classique consiste
à éplucher les cahiers de visite pour y relever quelques
prescriptions alimentaires en supplément de longue
durée : il s'agit alors de quelques tuberculeux ou de quelques travailleurs à la main d'œuvre exceptionnellement
appréciée dans les services généraux (et dans ce dernier
cas, c'est tout profit pour l'administration). Faisons même
la part de quelques négligences. Ces quelques faits excep-
tionnels constituent-ils, à la charge des médecins, l'argu-
ment sans réplique, et d'ailleurs commode, dont on a pris
l'habitude de se servir, sans que nous ayons jamais été
appelés à nous expliquer à cet égard; et empêchent-ils que
la très grande majorité de nos prescriptions alimentaires
soient des prescriptions de remplacement, c'est-à-dire des
prescriptions, en principe, non onéreuses?

Si l'on nous invite, à notre tour, à justifier les dépenses
excessives auxquelles les régimes spéciaux donnent lieu,
nous ne pourrons nous expliquer qu'après qu'on aura
répondu à la question suivante : Lorsque nous prescri-
vons, en remplacement du régime ordinaire, des aliments
autres que le plat du jour, est-ce bien en remplacement
que tous ces aliments sont distribués, et surtout que tous
ont été achetés?

Ce n'est pas à nous qu'il appartient de répondre à cette
question; et en la posant, nous insistons sur ce point :
que toute intention de critique ayant un caractère personnel est loin de notre pensée. Ce que nous voulons dénon-
cer, c'est le principe erroné qui préside à la préparation
des budgets d'alimentation dans les asiles; c'est une

erreur de calculer le budget alimentaire d'une maison d'aliénés comme s'il s'agissait d'une pension, d'une caserne ou de tout autre établissement où la grande majorité des administrés se compose de personnes physiquement bien portantes. Ce serait une autre erreur que d'adopter pour tous le régime de repos de l'hospice, certainement applicable à quelques-uns de nos pensionnaires. Comme nous l'avons fait remarquer plus haut l'asile est pour beaucoup un hôpital : qu'on prévoie donc pour ces malades le régime de l'hôpital.

Actuellement, il est indiscutable que les crédits affectés au lait et aux œufs, par exemple, sont toujours largement dépassés parce que nous en demandons plus qu'on n'en a prévu. Mais, en admettant que l'effectif réel soit conforme aux prévisions, y a-t-il, aux articles du pain, de la viande, des légumes, des économies compensatrices, comme il doit y en avoir ? Tient-on compte que le vin est depuis des années radicalement supprimé dans certains services, et que dans les autres, la consommation en est considérablement réduite ? (1).

Autres questions auxquelles il ne nous appartient pas de répondre, mais si les commandes d'alimentation sont faites en prenant pour bases pour chaque denrée, l'effectif réel et le crédit voté pour un effectif probable, et si l'on se contente de défalquer pour les prescriptions médicales des quantités invariables et insuffisantes, des rations de régime ordinaire sont évidemment préparées en excès chaque jour, et perdues, de quelque manière qu'on utilise les restes. Si au moment des prévisions, les cahiers de visite en mains, on tenait compte de la moyenne des prescriptions médicales, si l'on acceptait les régimes spéciaux dans les proportions utiles, à quelques unités près, c'est sur le régime ordinaire qu'on réaliserait des économies, et les dépenses dues aux seuls suppléments deviendraient minimes, et partant acceptables.

Aux faits et aux chiffres qui ont été fournis à l'appui de l'opinion que les prescriptions médicales sont une source de dépenses excessives, qu'il nous soit permis d'opposer ce qui suit : à l'asile de Moisselles, où le médecin, puisqu'il fait fonctions de directeur, intervient personnellement

(1) Dans un asile hospitalisant 1.000 malades, en évaluant à 0 fr. 10 seulement la dépense en vin par malade et par jour, l'économie réalisée par la suppression totale de cette boisson, est de 36.000 fr. par an.

dans la préparation du budget, le lait, cet éternel élément de discussion, est compté pour 12 0/0 des dépenses alimentaires ; il entre à raison de 20 centilitres par tête et par jour dans le régime normal des malades en remplacement de boisson. Aussi, les demandes supplémentaires sont-elles très restreintes. A l'Asile clinique, où passent tous les malades aigus, le lait est prévu, dans un des derniers budgets, pour moins de 10 0/0. Est-il surprenant que les demandes supplémentaires soient proportionnellement beaucoup plus considérables ?

En résumé, il nous semble que le meilleur moyen de réaliser des économies en ce qui concerne les prescriptions médicales, consiste à accepter ces prescriptions dès le principe et à les prévoir, puisque la nécessité des soins à donner aux malades les rend inévitables. Lorsqu'elles seront prévues, elles viendront réellement en remplacement du régime ordinaire ; c'est donc sur ce dernier que des économies seront réalisées, sans que cependant aient été diminuées les quantités d'aliments allouées à chaque assisté, exception faite de ceux qu'il est légitime de comparer aux infirmes et aux vieillards des hospices, et qui peuvent être soumis avec avantage à un régime alimentaire relativement restreint (1).

28 avril 1913.

(1) Ce rapport était terminé lorsque, nous avons eu connaissance précise du régime établi par M. Gillet : Tout en admettant le principe du régime restreint pour certaines catégories de malades, nous faisons, quant à la composition de ce régime, les plus expresses réserves.

Le cahier de visite médicale auquel il a été fait allusion page 6, et qui pourrait être adopté dans tous les services serait conforme au modèle ci-dessous :

QUARTIER ------ **Visite Médicale du** **19**

| NOMS des Malades | RÉGIME ORDINAIRE | | | | | BOISSON | REMPLACEMENTS | | | SUPPLÉMENTS | MÉDICAMENTS | |
	Complet	Spécial	3/4 Restreint	1/2	Remplacé		1er Repas	2e Repas	3e Repas		Internes	Externes
A					1		0,50 lait	1 litre lait	1 litre lait			
B				1		L.		1 bifteck	2 œufs			
C				1		L.		2 œufs				
D	1					V.				1 café		
E	1					C.						
F		1				L.						
G			1			L.						
H					1	L.	Café au lait	1 bifteck	2 œufs	1 bouillon Viande hachée 125 gram		
I	1							1 Dessert				

Au verso de la page de garde de chaque cahier de visite, il serait utile de rappeler des indications analogues à celles-ci ; le médecin en chef ou les internes pourraient toujours les consulter lorsqu'ils seraient embarrassés pour prescrire des aliments sans s'écarter des règles admises :

INDICATIONS CONCERNANT LE RÉGIME ALIMENTAIRE

Le régime complet comprend :

Au 1er repas : soupe.
Au 2e repas : 1 plat de viande, 1 plat de légumes.
Au 3e repas : 1 soupe, 1 plat de viande, 1 dessert.
Du pain : 600 à 700 grammes.
Du vin : 0 litre 20.

Remarques : 1° le vin peut être remplacé par du lait (0,25), du café ou un dessert.
2° Les malades travailleurs touchent d'office un supplément de nourriture ou de boisson : café, lait, ou dessert.

Le 3/4 du régime comprend :

Au 1er repas : 1 soupe.
Au 2e repas : 1 plat de viande, 1 plat de légumes.
Au 3e repas : 1 soupe, 1 plat de légumes, 1 dessert.

Remarques : le 3/4 de régime ou régime restreint comporte une variété : le régime *spécial* des déments incapables de mastiquer, ainsi composé :
Au 1er repas : 1 soupe.
Au 2e repas : soupe panade, hachis.
Au 3e repas : soupe, légume en purée, marmelade de fruits.
Boisson : lait, 0 litre 50.

Le régime complet et le 3/4 de régime ne comportent pas de remplacements.

Le 1/2 régime équivaut au régime ordinaire *moins les deux plats de viande,* qui peuvent faire l'objet de deux prescriptions de *remplacements équivalents.*

Le régime remplacé suppose le remplacement intégral du régime ordinaire par des prescriptions équivalentes.

Remplacements :

Le plat de viande du jour peut être remplacé par : 125 ou 150 grammes de viande crue (bifteck, côtelette, viande hachée, etc.), 2 œufs, 75 centilitres de lait, un légume ou des pâtes (pas de salade), un riz au lait.
Le régime lacté intégral comprend 2 litres 50 ou 3 litres de lait soit : de 10 à 12 rations. La ration de lait égale 25 centilitres. (1 lait = 25 centilitres).

Remarques générales :

Indiquer dans la colonne des boissons celle des boissons : vin, café, lait, prescrite par le médecin (V. C. L.) : ce n'est pas un supplément.
Lorsque la boisson est remplacée par un dessert, laisser la case correspondante en blanc et porter le dessert (D) dans l'une des colonnes de remplacement.
Pour substituer deux œufs au plat de viande de midi chez un malade qu'on désire mettre au 3/4 de régime, marquer le 1/2 régime et une seule ration de remplacement (2 œufs).
Les récapitulations faites après chaque visite médicale par le sous-surveillant doivent distinguer :
les boissons,
les régimes de remplacement,
les régimes de supplément, en 3 tableaux séparés.

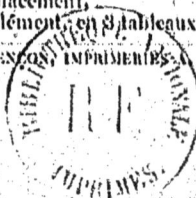

CAHORS & ALENÇON, IMPRIMERIES A. COUESLANT. — 16.331

44

www.ingramcontent.com/pod-product-compliance
Lightning Source LLC
Chambersburg PA
CBHW050451210326
41520CB00019B/6165